Second Mémoire

Sur l'Administration Sanitaire

du

Canton de Vaud et de ses Hôpitaux

par

Vullyamoz-Blanc,

Docteur Médecin, Chirurgien et Accoucheur

à

Moudon,

Pour être présenté et lu à la Société
Vaudoise des Sciences Médicales.

1841.

Tc 41
152   B

Lithographie de S. Trachsel à Yverdon.

2.

Second Mémoire

Sur l'Administration Sanitaire du Canton de Vaud & de ses Hôpitaux.

Messieurs,

J'eus l'avantage au mois de Novembre 1830, de vous exposer dans un premier mémoire, mes réflexions sur le même texte que je me propose de traiter aujourd'hui. J'avais manifesté quelques voeux dont la plupart ont été plus ou moins réalisés.

Notre Société a nommé en 1831 une Commission spéciale qui a travaillé avec activité à un projet qui a été imprimé, envoyé à chaque Membre puis discuté, approuvé par la Société & adressé au Conseil d'État.

En 1834, le Conseil de Santé fut chargé d'élaborer un projet de Loi sur l'organisation de l'administra-tion Sanitaire qui fut admis par le Conseil d'État, mais repoussé par le Grand Conseil à cause d'une disposition nouvelle, l'Institution d'Inspecteurs Sanitaires.

Maintenant le Conseil de Santé travaille de rechef à un projet auquel vont prendre part au premier jour quelques experts pris hors du Conseil de Santé, conformément à l'invitation qui en a été faite récem-ment par le Grand Conseil au Conseil d'État. Au-jourd'hui je désire.

a.) Que le Conseil de Santé soit composé de deux sections, l'une pour la partie humaine et l'autre composée de Vétérinaires, pour la partie Zoologique.

b.) Qu'on institue pour deux Districts une Com-mission sanitaire composée de trois membres, (x) d'un Médecin, d'un Pharmacien et d'un Vétérinaire, dont le Président remplirait en même temps les fonctions de Secrétaire. Elle serait chargée de Correspondre avec le Conseil de Santé, d'être ses organes, de s'entendre avec les Préfets pour tout ce qui concerne la police sanitaire locale, mais elle n'aurait aucun droit à exercer sur les personnes patentées qui ressortent directement du Conseil de Santé.

Pour faire comprendre l'utilité de cette Institution, je me servirai des expressions de Mr. Druey, Conseiller d'Etat, qui au mois de Novembre 1834, faisait ressortir au Grand Conseil l'importance d'Agens d'administration sanitaire.

„ M. M., dit-il, On veut & on a une administration sani-
„ =taire; voulez vous que ce corps manque d'yeux, de bras
„ & de jambes pour exercer la Surveillance & faire exécuter
„ ses Ordres.

„ Dans toutes les branches de l'administration, vous avez
„ joint des Agens à une tête. L'Inspecteur des Milices
„ a sous ses ordres des Commandants d'arrondissement,
„ la Commission des travaux publics a des Voyers, là
„ aussi (comme on l'a fait pour la Police sanitaire,)
„ on aurait pu dire, les Préfets suffisent; il en est
„ de même pour ce qui concerne l'administration des
„ Forêts. Jusqu'ici les Préfets ont fait tout ce qui

(x) Avec une indemnité de £ 150 pour le Président-Secrétaire, et £ 100 à chaque Décembre.

4.

« leur a été possible, mais ils n'ont pu répondre à tout
« ce qu'on demandait d'eux. Des épidémies de tous genres
« ont ravagé le Pays & le Conseil de Santé en a été averti,
« quand? Trois Semaines, un mois trop tard pour pouvoir
« rien faire d'utile. »

J'ajouterai aux paroles de Mr. Druey, que des
abus nombreux (surtout l'exercice illicite de la Médecine
& de la Pharmacie) ne sont point signalés à l'auto-
-rité compétente, ils ne pourraient l'être par des Inspec-
-teurs Sanitaires parce qu'ils redouteraient les conséquences
d'une responsabilité personnelle & qu'ils seraient trop
dépendants du public par leur Vocation. Mais une
Commission Sanitaire serait dans une position toute
Spéciale, soit pour donner des renseignements immé-
=diats au Conseil de Santé (mieux que ne peuvent
le faire les Préfets), soit par Sa position indépendante,
inhérente à chaque corps; c'est-à-dire, d'agir sans
crainte de Se compromettre.

C.) Il serait à désirer qu'on annullât la distinction
de Médecin Chirurgien de 1ère & de 2de classe, et
que chaque Candidat fut astreint à Subir des épreuves
sur toutes les Sciences Médicales quoiqu'il ne voulut
Se vouer qu'à une branche Spéciale. Le peuple est
tellement persuadé que ceux qui exercent l'art de
guérir n'offrent plus de distinction Sous le rapport des
connaissances Spéciales, qu'il titre ordinairement de
Docteur, tout Officier de Santé auquel il confie géné-
=ralement dans la Campagne, les cas de Médecine,
de Chirurgie & d'Accouchement laborieux.

5.

d.) Le réglement sur les Examens est devenu l'objet
d'un Arrêté du Conseil d'Etat, mais il offre encore
quelques défectuosités, ainsi, je suis étonné qu'on exige
impérieusement des Candidats la connaissance de la
Physique & de la Zoologie & que l'arrêté ne fasse pas
mention d'Anatomie générale, de Seméiotique & d'Hy-
=giènne qui sont des branches plus essentiellement Médi-
=cales que les précédentes, considérées partout comme acces-
=soires. (x).

J'aimerais aussi que les Experts fussent pris hors du
Conseil de Santé, parce qu'il est difficile d'être en même
temps Interrogateur & Juge intègre, sans passion.

e.) Je ne peux m'empêcher de vous parler du ser-
=ment qu'on fait solemniser au Candidat, simplement
sur les mains du Préfet. Appelé à exercer dans la
Société une vocation aussi délicate, le jeune Médecin Chi-
=rurgien est il bien pénétré des Devoirs qui lui sont
imposés ?

Dépositaire des Secrets des familles, il ignore qu'il
commet un parjure s'il vient à les dévoiler. Dévoué
entièrement par obligation au Soulagement de l'humanité,
il ne sait pas qu'il doit faire abnégation de ses plaisirs
de jeunesse, qu'il doit tout quitter, affronter les dangers
des frimats, exposer même sa Santé au péril de ses
jours pour sauver un malheureux qui réclame des Secours.

Pour imprimer de tels Devoirs profondément dans le
cœur, il faudrait que le Candidat élu reçut son Brevet,

____

(x) Dans le cas de revers, on ne devrait pas exiger que le Candidat subisse de
rechef les Séances d'Examen qui ont été faites avec Satisfaction.

(et non une Patente) des mains du Président du Conseil de Santé qui lui feraits prêter Serment en Séance publique, qui en même temps lui exposerait tous ses devoirs envers la Société, les obligations qu'il contracte à son égard & la Délicatesse de la vocation qu'il va exercer. Nul doute, qu'en mettant plus de cérémoniel dans notre réception; le Serment ne fit plus d'impression; qu'il ne fut plus religieusement & scru-puleusements observé, & que pénétré de la tâche qu'il a à remplir, le Méd: Chir: ne redoublât de Zèle en faveur de l'humanité qui peut devenir victime de sa légèreté.

Je passe maintenant à l'examen de quelques Lois & Arrêtés relatifs aux Hôpitaux. Le sol législatif & ad--ministratif est susceptible d'être cultivé, mais il faut pour le féconder un labeur persévérants. Mes observations n'auront pas le caractère d'un requisitoire contre l'admi-nistration des Hôpitaux, mais plutôt celui de mes vues sur les améliorations réalisables; celles qu'elle a fait subir aux établissements qu'elle gère est une des preuves qui attestent sa sollicitude.

En 1831, notre Société a manifesté des vœux pour modifier la Loi du 28 Mai 1810 sur les Hôpitaux. Aujourd'hui une partie de ses dispositions devraient rentrer dans l'Arrêté du Conseil d'Etat du 1er février 1835 sur l'organisation de la Commission des Hospices, mais ce n'est pas une besogne légère que l'élaboration d'un Charte Nosocomiale (*)

« Disposer les multiples élémens du personnel, Inspecteur, « Médecin, Chirurgien; Elève interne, Infirmier, Infirmière,

____

(*) Depuis longtemps le Grand-Conseil désire qu'elle sorte du provisoire.

„ Employés de tous genres, coordonner leurs fonctions entr'eux
„ & les relier par des rapports d'harmonie & de Subordination
„ au rôle du Contrôleur & des membres de la Commission
„ des Hôpitaux, maintenir l'unité d'action & de pouvoir
„ dans ces services divers que se partagent les Hôpitaux,
„ respecter tous les droits, satisfaire tous les besoins, écarter
„ les rivalités, définir les attributions, prévenir les Conflits,
„ assurer le plus grand bien être du malade & contenir la
„ dépense. Multiplier les ressources Scientifiques en faveur
„ d'un plus grand nombre d'Internes, ménager le talent qui
„ Vieillit, ouvrir la voie à celui qui se développe, susciter
„ l'émulation des générations qui succèdent, entraîner enfin
„ tous ces groupes vers le bien général, telle est la tâche que
„ s'imposent les Auteurs d'une législation pour les Hôpitaux,
„ telles sont les Conditions qu'un Règlement doit remplir.
„ (Heureusement qu'il ne s'agit pas d'en créer un, mais
„ de modifier celui qui existe). Les changemens doivent être
„ tentés avec mesure, car une trop grande mobilité dans
„ l'ordonnance du service Hospitalier aurait des inconvéni-
„ ens, les Institutions publiques ont besoin, comme le
„ foyer domestique, d'habitudes suivies & de traditions. Il
„ faut laisser à celles-ci le temps de se former & ne pas
„ renouveller trop fréquemment l'assiette réglementaire
„ d'un Système d'Etablissemens. (x)

D'abord il est à désirer que la Commission des
Hospices (et mieux des Hôpitaux) soit composée de
cinq membres au lieu de trois à laquelle on l'a rédu-
=te, parceque des circonstances imprévues l'empêchent

(x) Extrait de la Gazette Médicale du 5ᵉ Octobre 1839.

fréquemment de se réunir au complet pour les séances; or il est à présumer que de cinq membres, il y en aurait toujours trois présents pour délibérer. Il faudrait autant que possible choisir ces nouveaux membres dans la classe des Médecins, puisque la Commission des Hospices est essentiellement appelée à prononcer l'admission des malades, à contrôler le service sanitaire & à proposer toutes les améliorations dont il est susceptible.

2.°; Les places de Médecin & Chirurgien en chef de l'Hôpital cantonal offrent des avantages, non pas sous le rapport du numéraire; puisque ne recevant que 600 fr. annuellement ils ne sont pas soldés à proportion de leurs occupations qui d'ailleurs ont doublé depuis quelques années sans omettre l'obligation d'être astreints journellement à une heure fixe. Mais les prérogatives dont je veux parler consistent, en ce que ces Docteurs ac= =quèrent de profondes connaissances de pratique & qu'en possédant des titres aussi honorables, ils ont avec motifs des droits à la confiance générale, ce qui leur attire une nombreuse clientelle.

Pour occuper des places qui offrent autant de respon= =sabilité, il faut être nanti de vastes notions dans l'art de guérir, car un Praticien qui ne les posséderait pas devrait lutter avec sa conscience, s'il était revêtu d'une charge aussi difficile à remplir. Il serait sans doute à désirer, ainsi que j'en avais manifesté le vœu en 1830, que de telles places ne fussent données qu'à la suite d'un concours, mais une série d'obstacles s'opposant à ce mode d'institution, je souhaiterais, puisque le nombre des malades a doublé qu'on attachât encore aux Hôpitaux un Médecin & un Chirurgien, adjoints (ou Suppléants) (1) parmi lesquels on ferait l'élection du personnel pour remplacer les Médecins & le Chirurgien en chef, quand il y aurait vacance. On aurait ainsi la certitude de faire toujours un bon choix en nommant des Sujets bien connus qui d'ailleurs désignés longtemps d'avance auraient le temps de se perfectionner dans la théorie & qui fréquentant les Hôpitaux comme suppléants acquéraient facilement de l'expérience.

3.° Au nombre des devoirs imposés aux Médecins (2) & Chirurgiens en Chef, on devrait ajouter une disposition supplémentaire par laquelle ils seraient astreints de faire chaque année un rapport détaillé des maladies qu'ils ont traitées dans leur Section respective; ce rapport devrait être imprimé aux frais de l'État & distribué à chaque Médecin Chirurgien du Canton. Tel a été le vœu manifesté à la Séance du 27.° Mai dernier. Conformément à la décision de la Société, le Comité s'est adressé à la Commission des Hôpitaux qui n'a pas obtempéré à la demande, sans doute parce qu'elle doit ménager les deniers destinés à l'entretien des malades. J'ai la certitude, qu'en renouvellant cette demande au Département de l'Intérieur, on obtiendrait un résultat avantageux à la Science & profitable à tout le Corps Médical du Canton.

4.° La place de Chirurgien Interne créée à l'Hôpital a déjà fourni au Canton des Praticiens qui lui font honneur, c'est assez vous dire, Messieurs, combien il serait utile

____

(1) Ils seraient indemnisés par le Titulaire chaque fois qu'ils le remplaceraient & n'auraient pas d'autre solde.
(2.) De l'Hôpital Cantonal en de celui des Aliénés.

qu'il y eut plusieurs places d'Internes non indemnisées mais dont le personnel serait seulement logé & nourri à l'Hôpital afin que les Candidats pussent faire un stage facultatif vu les nombreux avantages qu'ils en retire= =raient pour eux même & pour la Société civile.

Nantis de connaissances théoriques, ils les multipli= =eraient en en faisant l'application au lit du malade; sous la direction de Praticiens perfectionnés, ils acquer= =raient surtout des notions approfondies sur les maladies les plus fréquentes au Canton; ils s'habitueraient à la pratique Chirurgicale en mettant la main à l'œuvre; car ce n'est pas le tout que d'avoir suivi des cours d'opé= =rations & de bandages, il faut opérer sur le vivant & appliquer soi même des appareils pendant au moins une année, si l'on ne veut pas être novice dans la pratique. Combien de Candidats ne voit-on pas être empruntés pour appliquer même une bande avec méthode?

Sous la direction de leurs Chefs, les Internes acquer= =raient encore cette expérience civile, je veux parler du (Savoir faire) de la manière dont ils doivent se compor= =ter dans leur pratique particulière, bien différente de celle des Hôpitaux où l'on a tout à souhait. Ceux qui guideraient leurs premiers pas dans l'art de guérir, leur apprendraient qu'il faut braver l'ingratitude des hommes, que la première des vocations est la plus en but à la calomnie & à l'injustice, que les succès du Médecin sont souvent attribués à la nature, ses revers à la faiblesse de la Science, que le vrai talent peut être obscurci par l'intrigue, la jalousie & l'ignorance, et que la réputation n'accompagne pas toujours le mérite.

5°. Il est une lacune à l'Hôpital qu'on ne saurait trop se presser de combler. Depuis longtemps (m'a-t-on dit) le conseil de Santé a sollicité l'établissement permanent d'une Salle de femmes en couches dont le besoin est réclamé par l'humanité, d'ailleurs il est nécessaire que les Elèves sages-femmes puissent acquérir des connaissances de pratique surtout sur le toucher qui est la boussole de l'Accoucheuse, il faut espérer que cet objet important deviendra celui de la sollicitude de l'autorité compétente.

6°. Il n'est pas moins utile de nommer en permanence un Instituteur d'Accouchement (1) qui serait chargé du Service Sanitaire de la Salle mentionnée, il aurait intérêt à se perfectionner sur sa Spécialité & les Cours n'en seraient que mieux professés.

Je crois qu'une autre plume que la mienne vous entretiendra des modifications qu'exigent les articles Législatifs relatifs à la Pharmacie & à la Police Sanitaire Zoologique. Je me bornerai à dire en passant.

a.) Que les progrès de la civilisation ne permettent plus de titrer de _Maitres apotichaires_ les chefs de Pharmacie, mais qu'il convient d'y substituer tout simplement le nom de Pharmacien.

b.) Qu'il serait important d'exiger des connaissances Spéciales de la part des Médecins qui veulent être nantis d'une Pharmacie quelque petite qu'elle soit, parce que l'expérience a prouvé que des erreurs avaient été commises par des Médecins très instruits qui n'avaient

---

(1) Cette place devrait être donnée au concours, comme toutes celles qui ont pour but l'Enseignement.

jamais manipulé dans une Pharmacie.

c.) Que la Médecine Vétérinaire est parvenue aujourd'hui à un tel degré de perfectionnement, qu'elle n'est plus comparable au temps passé ; les études lon=gues & pénibles auxquelles les Elèves doivent se vouer ainsi que la nature de leurs Examens ne permettent plus d'assimiler leur Vocation à celle d'Artiste, il me semble qu'on devrait leur accorder des Brevets de Médecins Vétérinaires, titres auxquels ils ont bien des droits par les nombreuses connaissances dont la plupart de ces Praticiens fournissent des preuves journalières.

Il est une considération bien plus forte à l'appui de mon observation, c'est la pénurie du personnel de cette vocation dans notre Canton, pénurie qui ne peut être attribuée qu'au peu de considération dont, mal à propos, elle est environnée, au point que quel=ques Vétérinaires ont renoncé à la Médecine Zoo=logique pour embrasser la Médecine humaine.

Il est important que l'Etat encourage nécessairement quelques jeunes gens instruits à se vouer à la Méde=cine Vétérinaire en leur accordant des gages comme on le fait en faveur de quelques Etudiants dépourvus de fortune.

Quant au Service Sanitaire Militaire, l'expérience a prouvé la nécessité d'un agent intermédiaire entre le Conseil de Santé & les Officiers de Santé en activité. Cet employé porterait le titre de Chirurgien-Com=missaire, il serait chargé de l'exécution des Ordres

De l'autorité Sanitaire pour tout ce qui tient au matériel
de ce Service qui a Souvent Souffert du retard de l'exécution
faute de bonne organisation.

Je terminerai mon Mémoire en transcrivant la
note que m'a fournie Mr. le Docteur DuBois.
„ Tout comme la morale ordonne au Médecin d'accorder
„ Ses Soins à quiconque en a besoin & que l'opinion publi-
„ que flétrirait l'homme de l'art qui avant d'aller
„ voir un malade S'assurerait qui le paiera ; de même
„ aussi pour que le Médecin ne Soit pas dupe de la
„ morale & victime de l'opinion publique, il serait
„ équitable que l'on prit des mesures pour lui assurer
„ le paiement de Ses honoraires. La Société ne peut
„ pas exiger un Service d'un de Ses membres Sans lui
„ garantir en retour une indemnité équitable. Mais
„ il nous arrive tous les jours de Soigner des pauvres
„ Sans pouvoir rien obtenir des Communes qui nous répon-
„ =dent „ Nous ne Vous avons pas demandé, nous ne Vous
„ devons rien „. Et cependant S'il est une assistance
„ dont la convenance & l'urgence ne Seront contestés par
„ personne, c'est celle qui Consiste en Soins Médicaux.
„ Dans le Canton de Fribourg, la Loi ou un Arrêté pro-
„ visoire du Conseil d'Etat, garantit au Médecin le
„ paiement par la Commune des deux premières
„ visites qu'il aura faite à un pauvre & cela d'après
„ un tarif officiel ; mais pour les Soins consécutifs, le
„ Médecin doit demander l'autorisation des autorités
„ Communales & dès qu'il l'a obtenue, c'est la Commune
„ qui devient Son Débiteur. Une disposition analogue

„ serait urgente dans notre Canton & ne serait qu'une con-
„ =séquence de la Loi qui ordonne aux Communes, d'assister
„ leurs ressortissans dans le besoin. Ainsi le pauvre ne
„ manquerait jamais de soins nécessaires, ce qui lui ar-
„ =rive encore souvent dans les Campagnes. „

Messieurs ! Il y aurait sans doute bien d'au=
=tres modifications à faire & des articles à ajouter aux
Lois de 1810 sur la police de Santé, ainsi qu'aux arrêtés
postérieurs sur l'organisation de la Commission des Hos-
=pices ; mais attendons avec patience le travail du Conseil
de Santé dont un exemplaire, m'a-t-on dit, sera envoyé
à chaque membre du corps médical, alors nous aurons
occasion d'envoyer nos observations à l'Autorité com=
=pétente qui mettra la dernière main à la réforme du
Code d'administration sanitaire & qui, j'en suis sûr,
accueillera tous les documens relatifs qui lui seront
adressés.

Puissent mes vœux attirer son attention, puissent-
ils trouver hospitalité chez mes Confrères & produire
une série fécondantes !